Docteur Jules ROUX

I0076568

CONTRIBUTION A L'ÉTUDE

DE LA

MALADIE POLYKYSTIQUE DE RECLUS

BORDEAUX

IMPRIMERIE DE L'UNIVERSITÉ

Y. CADORET, IMPRIMEUR

17, RUE POQUELIN-MOLIÈRE, 17

——

1910

Docteur Jules ROUX

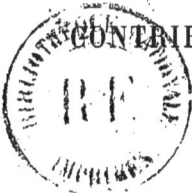

CONTRIBUTION A L'ÉTUDE

DE LA

MALADIE POLYKYSTIQUE DE RECLUS

BORDEAUX
IMPRIMERIE DE L'UNIVERSITÉ
Y. CADORET, IMPRIMEUR
17, RUE POQUELIN-MOLIÈRE, 17

1910

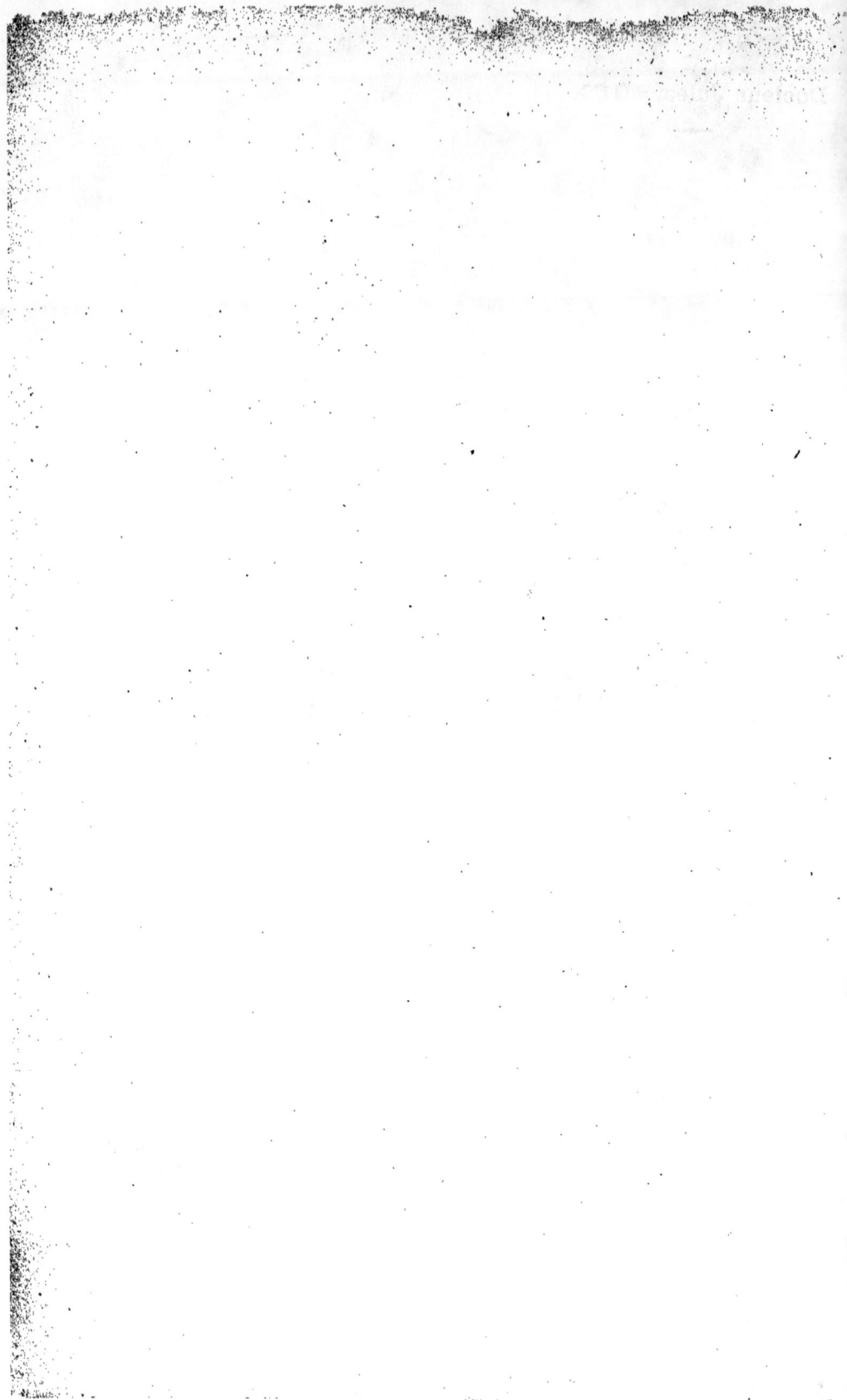

A LA MÉMOIRE DE MON PÈRE

———

A MA MÈRE

———

A L'EXCELLENTE GRAND-MÈRE QUE FUT POUR MOI
MADAME PONTOU

———

A CELLE QUI A PARTAGÉ AVEC MOI LES BONS ET MAUVAIS JOURS

———

A MA FILLE JACQUELINE

———

MEIS ET AMICIS

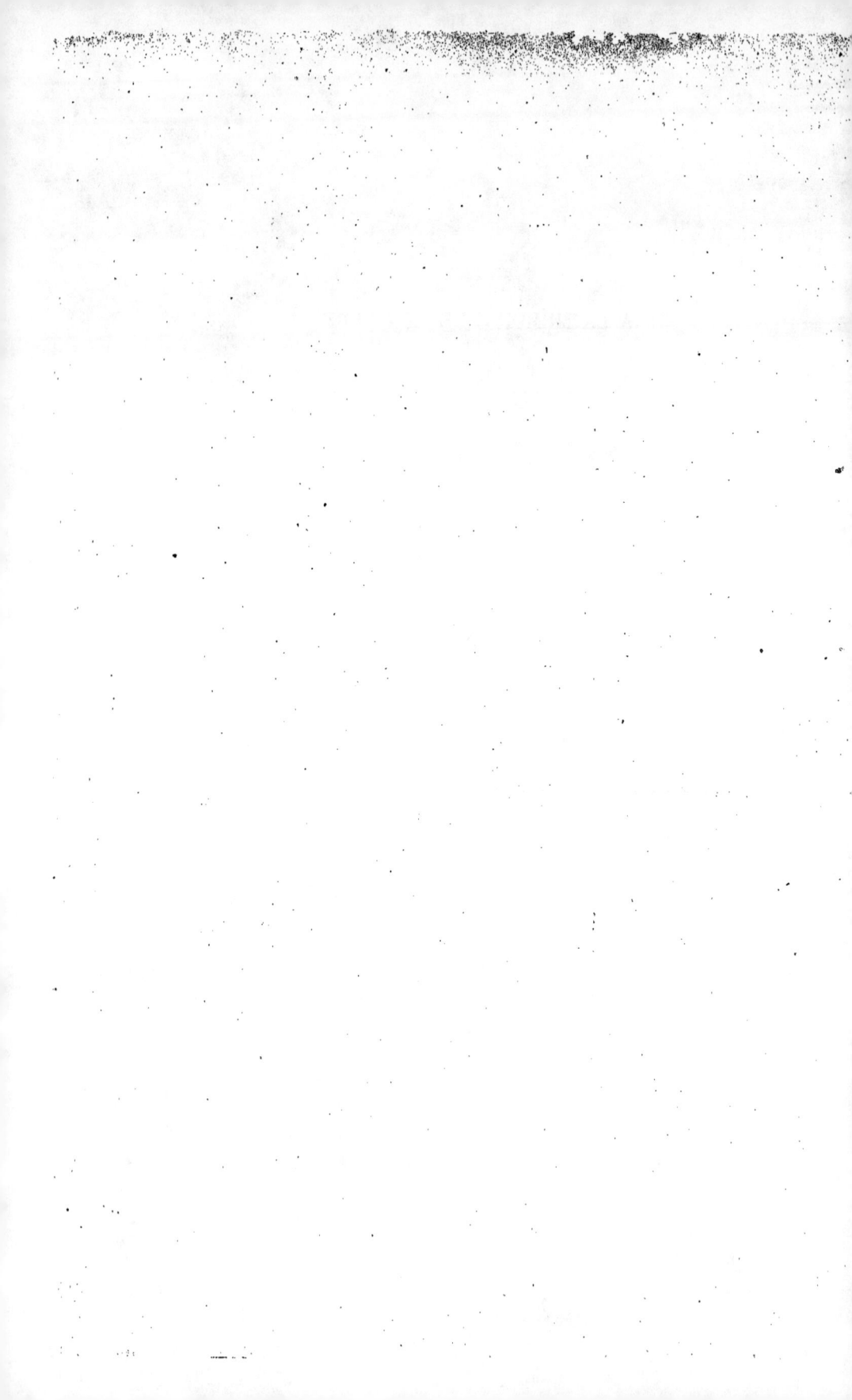

A Monsieur le Docteur GUYOT

Professeur agrégé à la Faculté de médecine de Bordeaux

A mon Président de Thèse,

MONSIEUR LE DOCTEUR FRANCIS VILLAR

Professeur de Clinique chirurgicale à la Faculté de Médecine de Bordeaux,
Chirurgien des Hôpitaux,
Officier de l'Instruction publique.

Roux   2

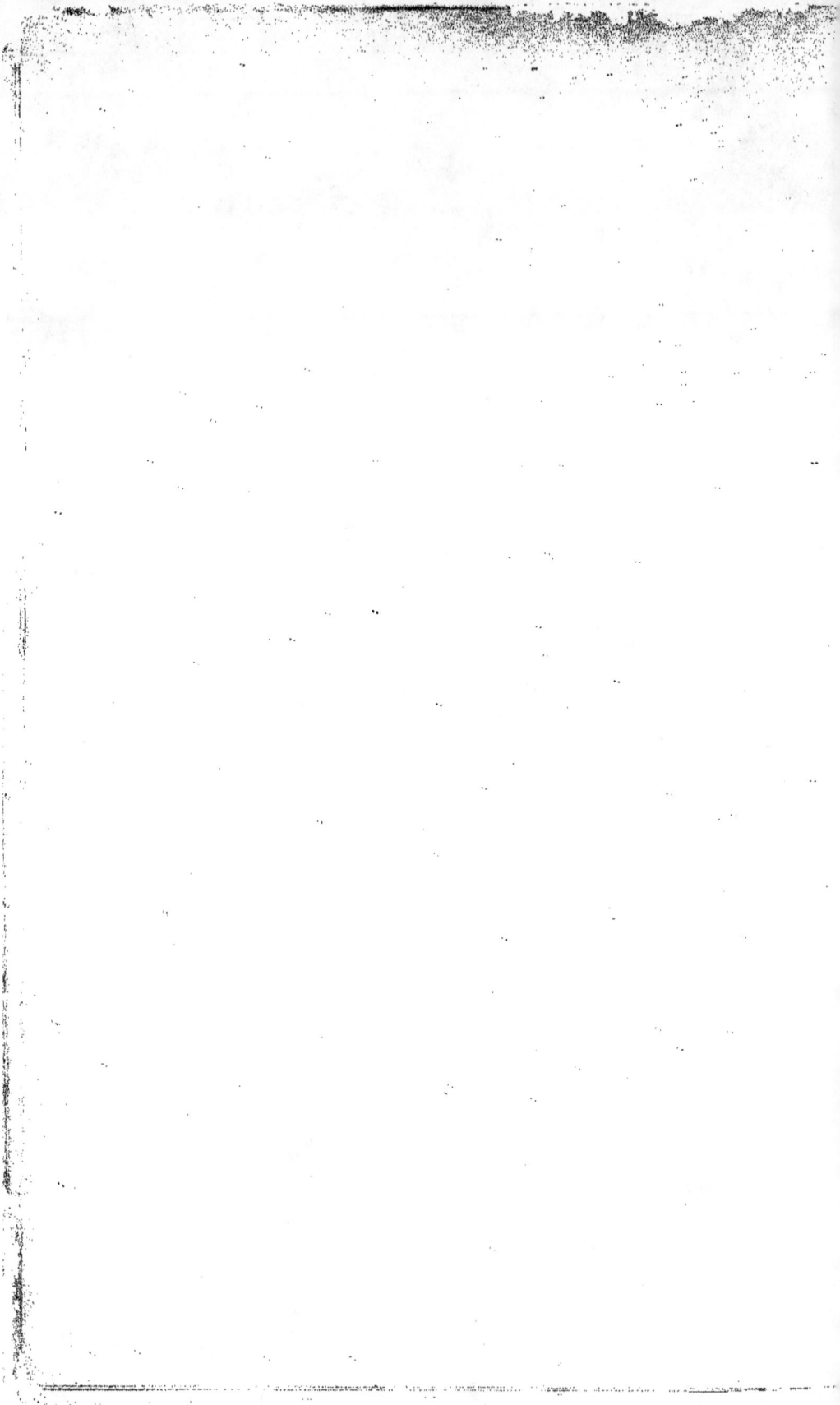

AVANT-PROPOS

Pendant notre séjour à la Faculté de médecine de Bordeaux, nous avons eu la bonne fortune de rencontrer chez nos maîtres, avec l'enseignement élevé qui les caractérise, une bienveillante indulgence dont nous leur sommes infiniment reconnaissant.

Arrivé à la fin de nos études et nous retournant pour nous remémorer le chemin parcouru, nous voyons ainsi que chaque stade en est marqué par le souvenir d'un maître et d'un ami. Notre devoir se double de joie à le constater ici.

Nous avons passé une année chez M. le professeur Cassaët et nous resterons toujours touché de la sympathie qu'il a bien voulu nous témoigner.

M. le professeur du Magny, après nous avoir accueilli dans son service, nous a encore ouvert les portes de la clinique Paul-Bert où nous avons pu profiter de ses conseils et de ceux de son excellent aide M. le Dr Sarrabezolles ; qu'ils en soient tous deux remerciés ici.

Nous garderons un excellent souvenir des savantes cliniques de M. le professeur Demons, chez qui nous avons eu la bonne fortune d'accomplir six mois de stage.

MM. les professeurs Lefour et Moure, consacrent trop de peine et de temps à tous les stagiaires qui passent chez eux, pour que nous oublions de les remercier de leur enseignement.

M. le professeur Abadie, qui montre à chacune de ses consultations comment un agrégé peut donner un enseignement à la fois savant et pratique — a trop de titres à notre reconnaissance pour que nous les énumérions ici — qu'il nous permette de lui adresser notre affectueux souvenir.

M. le professeur Sigalas a été trop bon pour nous dans de pénibles circonstances de notre vie, il nous a ensuite prodigué trop de marques de bienveillance pour que nous puissions jamais oublier ce que nous lui devons.

M. le Dr Laconche, par son exemple, nous a montré la beauté et la grandeur que peut atteindre la profession médicale lorsqu'elle n'a pour guide que la conscience et la bonté. Sa vie sera pour nous la meilleure leçon de déontologie.

M. le professeur Guyot, après nous avoir donné de multiples preuves d'intérêt et d'affection, a bien voulu se faire l'inspirateur et le conseiller de notre travail. Grâce aux observations inédites qu'il a bien voulu nous fournir, nous avons pu étayer un travail faible sur une base sérieuse. Ce n'est pas à ces lignes que s'arrêtera notre reconnaissance.

Enfin à M. le professeur Villar qui a bien voulu, sacrifiant un temps précieux à ses études et à son travail, nous faire l'honneur de présider notre thèse, nous apportons avec nos remerciements l'hommage de notre reconnaissance. Nous sommes heureux d'affirmer ici notre admiration pour sa carrière si bien remplie de professeur et de praticien, car il est un de ces maîtres dont on peut dire à juste titre que chez eux à la fois leur clinique propose et leur bistouri dispose.

A tous nos maîtres connus et inconnus, à tous ceux, proches ou lointains qui, par leurs exemples, leurs paroles, leurs écrits, ont contribué à former notre esprit ou meubler notre intelligence : merci.

CONTRIBUTION A L'ÉTUDE

DE LA

MALADIE POLYKYSTIQUE DE RECLUS

CHAPITRE PREMIER

Historique. Considérations générales.

On désigne sous le nom de maladie polykystique du sein une affection individualisée nettement au point de vue clinique par Reclus en 1883 et constituée essentiellement, d'après cet auteur, par l'existence de petites nodosités dures, de volume très variable (allant de celui d'un grain de blé à celui d'une amande), nodosités bilatérales occupant les deux glandes mammaires.

Nous verrons par la suite, au cours de notre travail, quelles sont les autres considérations cliniques que nous pouvons dégager de l'étude de cette affection des mamelles qui a soulevé tant de controverses et sur la nature de laquelle l'accord ne semble pas être complet entre beaucoup de chirurgiens et anatomo-pathologistes.

Devant tant de brillantes polémiques suscitées, c'est avec

beaucoup d'appréhension que nous avons abordé cette étude
pour en faire le sujet de notre thèse inaugurale, mais grâce à
l'obligeance de M. le professeur agrégé Guyot qui nous facilita
la tâche en nous aidant de ses conseils et en nous permettant
récemment d'observer deux cas de maladie polykystique de
Reclus, nous nous sommes mis à l'œuvre et nous avons essayé
de présenter ici une mise au point de la question.

Les affections kystiques des mamelles étaient connues bien
avant Reclus, mais peu différenciées; c'est ainsi qu'Astley
Cooper (1), en **1837**, en donne une description sous le nom
d'hydatide celluleuse du sein, et où nous pourrions retrouver
quelques signes de maladie kystique confondus avec d'autres
symptômes qui lui sont tout à fait étrangers.

« Le sein, nous dit-il, se tuméfie peu à peu; au début, il n'y
a ni douleur ni fluctuation. L'accroissement de volume se fait
très lentement; après un long espace de temps, on peut recon-
naître la fluctuation dans un des points de la tumeur et, à partir
de cette époque, le volume du sein s'accroît avec beaucoup de
rapidité; alors on ne tarde pas à découvrir d'autres points fluctuants. Les veines superficielles deviennent variqueuses; tantôt
la totalité, tantôt une portion de la glande est envahie; à la fin,
un des points dans lesquels la fluctuation est la plus évidente
s'enflamme, s'ulcère et laisse écouler de la sérosité; plusieurs
de ces kystes peuvent s'ouvrir successivement et donner lieu à
des trajets fistuleux dont la guérison est très difficile. La santé
générale reste parfaite, les ganglions demeurent indemnes, ou
bien, si l'un d'eux est engorgé, cet engorgement est l'effet
d'une simple irritation. Si l'on soumet la tumeur à une dissec-
tion attentive, on reconnaît que les interstices du tissu propre
de la glande sont remplis d'une matière fibrineuse; dans
quelques-uns de ces interstices du tissu glandulaire, il s'est
formé des poches contenant du liquide séreux ou muqueux.

---

(1) Astley Cooper, *Hydatide cellulaire du sein*, 1857. Paris, trad. Chassaignac et
Richelot, in *Traité de chir.*, Le Dentu et Delbet, Binaud et Braquehaye, *Maladies de
la mamelle.*

» On trouve, dans tous les points de la mamelle, un nombre
considérable de ces kystes, dont la présence concourt à la trans-
former en une vaste tumeur, en partie solide, en partie liquide.
Le volume des vésicules varie de celui d'une tête d'épingle
jusqu'à celui d'une balle de fusil ».

En 1846, Brodie (1) signale une affection caractérisée par des
kystes multiples, limités ordinairement à une seule mamelle,
mais pouvant les envahir toutes les deux; il insiste sur la multiplicité des kystes, et si on n'en trouve d'abord qu'un seul,
c'est que les autres sont trop petits pour être perçus.

Vers cette même époque, Velpeau avait attiré l'attention sur
la bilatéralité de certains kystes du sein; enfin, en 1853, Paget
dit que les cas les plus notables de kystes mammaires sont
ceux dans lesquels toute la glande s'en trouve farcie.

Dès ce moment, les examens histologiques se sont multipliés,
et cependant la maladie kystique n'était pas encore décrite avec
son syndrome complet. Klotz pense que les kystes sont formés
aux dépens des acini glandulaires dont l'épithélium est en prolifération et en desquamation. Malassez, en 1875, publie son
travail sur la maladie kystique du testicule et des ovaires et
inspire à Defaux une thèse inaugurale sur l'origine épithéliale
des kystes du sein.

Coyne et Labbé, en 1876, dans leur *Traité des tumeurs bénignes du sein*, ont bien décrit les modifications de la mamelle
provoquées par les kystes mais n'ont pas donné une individua-
lité propre au syndrome décrit par Reclus.

C'est le 1er octobre 1883 que M. Reclus fit, dans la *Revue de
chirurgie*, sa première communication au sujet d'une affection
du sein qu'il qualifia avant tous de maladie kystique de la
mamelle.

Nous reproduisons ici l'observation initiale qui constitue un
type clinique (2) de cette affection.

(1) Brodie, *Lectures illustratives on various subjects of pathology and Surgery.*
Londres, 1846.
(2) Cité par Sicre, thèse Paris, 1890-91.

En 1878, une dame de 35 ans vint consulter Reclus pour une tumeur du sein gauche, du volume d'un œuf de pigeon, arrondie, très dure et difficilement isolable du tissu glandulaire environnant. Autour de cette grosseur principale on sentait de petites nodosités qui rappelaient les lobules mammaires injectés de matière solide. Ces nodules se rencontraient un peu partout dans la glande, mais en plus grande abondance vers le centre qui semblait criblé de grains de plomb.

La mamelle était indolore, la peau normale et souple, les ganglions de l'aisselle sains. Broca fit le diagnostic de tumeur maligne, l'intervention démontra qu'on se trouvait en présence d'un kyste à contenu liquide, à parois minces, lisses, parcourues par de nombreux vaisseaux et fort adhérentes au tissu glanduleux.

Dans la glande on voyait çà et là de petites cavités de la grosseur d'un pois et en tout semblables à la poche principale.

Deux ans après, en 1880, la malade revint pour une tumeur nouvelle développée dans la partie non enlevée du sein gauche. Cette tumeur était entourée de petits grains durs, perdus dans le tissu fibreux ; on crut de nouveau à un cancer, on fit l'ablation totale du sein gauche. La tumeur était constituée par un kyste central entouré de kystes plus petits à parois minces et lisses, à liquide transparent.

Un an après Verneuil constatait dans le sein droit l'existence d'une tumeur du volume d'une noix avec un nombre considérable de petits renflements, il songea lui aussi à une tumeur maligne. L'extirpation pratiquée par Reclus, Brissaud et Minière permit de voir des kystes criblant la mamelle, transformée en une véritable grappe de raisin.

Devant une telle allure clinique, caractérisée par l'apparition de tumeurs kystiques ayant nécessité trois interventions successives et rapprochées, on conçoit facilement que l'idée la plus naturelle et la plus logique qui puisse venir à l'esprit soit celle de tumeur maligne.

Aussi pendant longtemps le syndrome de la maladie kystique a-t-il été considéré par Reclus lui-même et tous avec lui comme analogue au cancer, et par suite les chirurgiens pratiquaient l'ablation totale des deux seins.

Mais quelques cas très nets avaient évolué spontanément d'une façon favorable, d'autres cas opérés n'étaient jamais suivis de récidive, ces faits semblaient en désaccord avec l'idée première de malignité basée surtout sur les examens histologiques. Brissaud, après avoir étudié un grand nombre de maladies polykystiques, au point de vue histologique, conclut à l'existence d'un épithéliome kystique intra-acineux, quelquefois de marche lente.

En 1888, à la Société de chirurgie eut lieu une grande discussion au sujet de la maladie kystique. Quénu démontra le rôle primordial joué par l'épithélium, il fit de la maladie de Reclus une cirrhose épithéliale kystique (mot créé par Charcot) d'origine inflammatoire, ayant son point de départ dans les cellules épithéliales acineuses dont la perturbation aurait retenti secondairement sur le tissu conjonctif.

Bard tend à distinguer deux catégories dans la maladie kystique de la mamelle, une première où cette affection serait d'origine épithéliale, néoplasique et une autre qu'il appelle maladie kystique essentielle où les kystes seraient le résultat de la dilatation des canalicules glandulaires préexistants. Ainsi nous trouvons certains auteurs qui pensent à l'existence d'un néoplasme malin, d'autres à une inflammation chronique provoquant une réaction des cellules épithéliales glandulaires de la mamelle. C'est alors que l'on pensa que le syndrome constituant la maladie polykystique de Reclus n'était pas une entité morbide, correspondant à des lésions anatomiques déterminées et uniques de la glande mammaire, mais pouvant au contraire être fournie par des types histologiques différents : mammite chronique ou néoplasme.

Toupet, en 1890, dit que l'on peut rencontrer trois types d'altérations cellulaires, d'abord de la mammite chronique simple, ou bien de la mammite chronique avec lésions conjonctives intra et péri canaliculaires, enfin quelquefois même un épithélioma cylindrique.

Pilliet décrit quatre sortes de lésions : mammite noueuse,

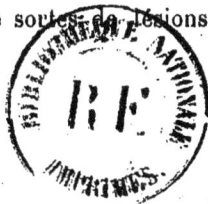

cirrhose épithéliale, adéno-fibrome kystique et enfin épithélioma kystique.

C'est à Pierre Delbet que revient le mérite d'avoir contrôlé soigneusement les résultats histologiques par l'observation clinique. Il en a conclu que toutes les fois que le syndrome de Reclus se rencontrait en entier : absence de ganglions, multiplicité des kystes et bilatéralité, il se rapportait à des mastites chroniques, par conséquent il attribue nettement à cette affection une origine inflammatoire.

Cependant il ajoute que ces mastites chroniques peuvent subir dans certaines conditions que nous exposerons plus loin la dégénérescence cancéreuse.

Coyne affirme que les formations kystiques sont un mode d'évolution possible des adénomes.

En résumé, nous dirons que la maladie polykystique de Reclus, individualisée depuis peu, a d'abord été considérée comme étant de nature néoplasique, cancéreuse, puis d'origine mixte, tantôt inflammatoire, tantôt néoplasique, enfin de nos jours on tend généralement à l'envisager comme le résultat d'une mammite chronique (Tillaux, Phocas, Quénu, Delbet) à rapprocher de la *mammite noueuse* décrite ultérieurement par Phocas.

Il nous a paru intéressant, à l'occasion de deux observations inédites que nous rapportons, d'étudier cette affection assez rare et de discuter la conduite à tenir en pareil cas qui a subi, ces dernières années, des interprétations si diverses

CHAPITRE II

Etiologie.

Il semble, au premier abord, que ce soit une chose simple de rechercher les causes de la maladie polykystique de Reclus. Mais si l'on approfondit davantage l'étude de ce sujet, on se rend compte rapidement, par la diversité et la multiplicité des faits invoqués, de la difficulté d'établir une relation entre eux et la maladie kystique.

On a vu survenir cette affection à tout âge, ordinairement entre 30 et 50 ans, chez la femme, avec plus grande fréquence cependant chez les jeunes filles à la puberté et chez les femmes à la ménopause, ceci s'explique naturellement, la glande mammaire subissant d'importantes modifications à ces époques de la vie. Les troubles menstruels paraissent avoir un retentissement marqué sur cette glande et sont considérés par certains auteurs et par Kœnig, en particulier, comme causes de maladie polykystique ; en effet, à l'appui de cette hypothèse, nous pouvons rappeler les congestions mammaires au moment des règles, Kœnig aurait même observé de nouvelles nodosités survenues à cette époque chez un sujet atteint de la maladie de Reclus.

Ces rapports entre la maladie polykystique et les perturbations fonctionnelles de la glande génitale de la femme seraient donc un nouveau fait montrant l'influence de la sécrétion interne de l'ovaire sur la physiologie pathologique de la glande mammaire. L'activité de cette glande (allaitement) serait de peu d'importance dans la production de la maladie kystique.

Sicre incrimine le nervosisme, nous ne saurions nous ranger à l'avis de cet auteur; en effet, le nervosisme est fréquent chez beaucoup de femmes et sa coexistence avec la maladie kystique se trouve rarement notée au début; sans doute la femme constatant la présence d'une tumeur au niveau du sein et craignant un cancer de la mamelle s'inquiète, devient nerveuse, dans ce cas la maladie de Reclus ne se trouve plus être l'effet,.mais la cause de cet état mental particulier.

Doit-on attacher une plus grande importance à l'hérédité? Nous ne pouvons l'affirmer ou le nier, les observations étant encore trop peu nombreuses; l'avenir seul nous éclairera sur ce point. Toutes les causes locales externes peuvent être ramenées à un traumatisme (coup, pression du corset), ayant atteint la région thoracique antérieure à une époque plus ou moins éloignée. Nous ferons simplement remarquer qu'un traumatisme bilatéral est rare; de plus, toute femme présentant une affection du sein, qu'elle soit de nature néoplasique ou inflammatoire, l'attribuera naturellement à une contusion ancienne.

Les affections inflammatoires de la mamelle ont une toute autre importance; de nombreux faits cliniques nous montrent la maladie polykystique succédant à une mastite aiguë ou chronique; nous verrons, en étudiant l'anatomie pathologique et la pathogénie, le rôle de l'infection atténuée que Delbet donne comme prédominant.

L'étude des deux observations que nous rapportons ne nous donne absolument aucun renseignement étiologique pouvant être invoqué en particulier : pas de traumatisme, pas d'abcès du sein; pas même de gerçures pendant l'allaitement chez la seule de nos malades ayant eu un enfant et l'ayant nourri.

CHAPITRE III

Anatomie pathologique.

La maladie kystique du sein n'est pas d'une fréquence aussi grande que les tumeurs de cette région; cependant, actuellement, il est peu de chirurgiens qui ne l'aient observée.

Bryant, dans une statistique portant sur 242 cas de tumeur du sein, compte 163 cas de tumeur solide (carcinome, sarcome) et 67 de maladie kystique.

Cette proportion est beaucoup trop élevée, et si nous nous en rapportons à ce que nous avons pu observer dans le cours de nos études en suivant les services de chirurgie générale, il nous paraît que les épithéliomas du sein et les tumeurs bénignes de cette glande se rencontrent beaucoup plus fréquemment que la maladie de Reclus, qui est relativement exceptionnelle.

Nombre de descriptions des lésions anatomo-pathologiques ont été cependant publiées. Nous citerons celle de Reclus qui nous représente bien l'aspect macroscopique de cette affection.

« Il n'y a pas de tumeur au sens propre du mot, la dégénérescence est générale; vous avez bien une nodosité plus grosse que les autres, un renflement plus considérable, une cavité distendue par une quantité plus grande de liquide, mais des kystes en grand nombre sont épars dans toute la glande, toujours on en trouve dans tous les lobes et dans tous les lobules et peu de culs-de-sac y échappent.

Le mal est donc diffus et la cavité n'est pas développée, comme on l'observe pour la plupart des autres kystes, au milieu d'un néoplasme, sarcome, carcinome, épithélioma. En un mot, nous n'avons pas une tumeur kystique, mais des kystes semés dans toute la mamelle. C'est là le premier caractère qui est d'une haute importance.

« En voici un second qui n'est pas moins significatif : la lésion atteint le plus souvent les deux glandes et les kystes sont bilatéraux. Disons d'ailleurs que le chirurgien et le malade s'occupent souvent de la tumeur principale, du kyste prépondérant, et laissent de côté ce qui est l'essence même de l'affection, ces nodosités miliaires, semblables à des grains de plomb, incrustées dans le parenchyme, ces duretés, ces saillies qui provoquent à la palpation de la glande une sensation analogue à celle de ces pièges à oiseaux où le chènevis est collé sur une planchette ; on dirait aussi que les culs-de-sac ont été injectés à la cire ».

Ces comparaisons nous en disent plus qu'une description minutieuse et nous apprendront à retrouver autour du kyste principal une foule de petits satellites sous forme de petites bosselures dans la glande grumelotée et comme sclérosée. Ces deux signes suffisent, mais leur constatation n'est pas toujours facile.

La fluctuation existe bien quelquefois : Reclus l'a retrouvée signalée cinq fois sur trente observations, elle était très nette chez notre seconde malade (obs. II), mais elle manque si souvent qu'il faut avoir toujours recours à la ponction exploratrice.

La peau est normale, mobile, sans dilatation variqueuse ; elle glisse sur les saillies de la glande ; jamais nous n'avons constaté l'adhérence des kystes aux téguments.

Les kystes, dont le volume varie, contiennent un liquide visqueux, épais, chargé d'une bouillie de couleur noire, jaune, café au lait ou chocolat. Mais à ces divers aspects ne correspondent pas des différences très grandes de composition : il s'agit toujours d'une substance mucoïde qui tient en suspension des matières colorantes du sang, des globules déformés, des cellules tuméfiées et granuleuses avec quelques cristaux.

Dans la pièce que nous avons examinée, nous avons trouvé un liquide clair, jaune-citrin ; le séjour prolongé de la pièce dans une solution conservatrice a rendu l'examen chimique et bactériologique impossible.

C'est à Malassez et Brissaud que revient le mérite d'avoir fait les premiers examens histologiques de maladie kystique.

« En apparence, nous disent-ils, la formation kystique sura-joutée ne semble pas avoir agi sur le parenchyme glandulaire autrement qu'en le comprimant. Beaucoup de culs-de-sac glandulaires sont remplis de cellules polyédriques qui comblent leur lumière, figure qui rappelle la forme de l'acinus fœtal, avec cette différence que dans la mamelle kystique on ne voit qu'un ou plusieurs culs-de-sac d'aspect fœtal.

Dans d'autres endroits, on voit des acini fibreux.

Les kystes de grande dimension semblent être le résultat d'une sécrétion séreuse de leur coupe épithéliale cylindrique.

En résumé, les lésions histologiques que nous venons d'énu-mérer consistent essentiellement dans une activité pervertie des acini glandulaires ; cette activité, plus ou moins rapide suivant les régions, donne au parenchyme sectionné des aspects divers ; mais c'est toujours un parenchyme normal en apparence qui constitue la totalité de la glande. Quant aux kystes absolument indépendants, quant à leur origine du stroma cellulo-fibreux, ils sont le résultat ultime du même travail épithélial qui a tout d'abord provoqué la dilatation des acini et des lobules.

Les canaux galactophores sont le siège d'une prolifération épithéliale analogue à celle des parties sécrétantes ; parallèle-ment, la membrane est épaissie jusqu'au mamelon et infiltrée de noyaux abondants.

Sur certaines préparations, on voit les acini encerclés par des lames cellulo-fibreuses sur lesquelles l'épithélium paraît reposer immédiatement.

« En d'autres endroits, en effet, on voit des espaces triangu-laires remplis d'éléments irréguliers, à gros noyau, compara-bles aux cellules métatypiques qui remplissent les cavités voisines (espaces lymphatiques remplis de cellules épithéliales proliférées) ».

Brissaud dégage de ses observations cette notion que la mala-die kystique est constituée par un épithélioma kystique intra-acineux.

Nous ne voulons pas ici refaire l'historique des diverses recherches sur l'anatomie pathologique, cependant nous nous croyons obligé de retracer rapidement les diverses opinions émises d'après les examens microscopiques, ceci pour la clarté et la compréhension du sujet.

Reclus, Maunoury, Valude, Poncet disent que la maladie kystique est un véritable cancer. Toupet et Piliet y décrivent les lésions de l'épithélioma dendritique avec infiltration des cellules épithéliales dans les lacunes lymphatiques du tissu conjonctif.

König désigne sous le nom de « mastitis chronica cystica » des altérations de la glande mammaire analogues à celles que l'on rencontre dans la maladie de Reclus, altérations auxquelles il semble attribuer une origine inflammatoire :

« L'aspect macroscopique de la glande est caractéristique. Les formations kystiques siègent le plus souvent du côté du grand pectoral; tantôt on voit de gros noyaux ronds brunâtres, tantôt de petits noyaux gris; on trouve souvent aussi à côté d'eux des vésicules grosses comme des têtes d'épingle ou des graines de raisin. Si on coupe les vésicules et les petits kystes, il en jaillit du liquide, indice de la pression sous laquelle se trouve la paroi du kyste.

Dans le tissu glandulaire qui semble par place muqueux, on voit des fissures et des vésicules coupées de tailles différentes. L'histologie est très caractéristique.

Il y a des lésions définies de la glande existant avec des lésions du tissu interstitiel. L'intérieur des acini, comme celui des petits canaux excréteurs, commence à se remplir de cellules; l'épithélium est souvent stratifié à la suite d'une multiplication rapide; la nouvelle couche desquame cependant rapidement. A la suite de cela, les parois des acini se dilatent, quelques-uns se confondent les uns dans les autres et il en résulte de grandes cavités où se trouvent des débris cellulaires, des corpuscules graisseux et de la sérosité trouble. La plupart du temps, les canaux excréteurs forment des kystes. Les kystes s'aggrandissent par la confluence et la dilatation due à la pression du liquide. Il est sans importance pour la nature inflammatoire de ce processus de savoir si les nodules sont dus à l'irritation de la glande ou s'ils constituent toute la maladie. Je ne puis décider quelle forme on trouve le plus souvent, celle où les vésicules dégénèrent de celle où, comme dans la glande en lactation, il se forme de nouveaux nodules qui dégénèrent ensuite avec les anciens. On n'a pas le droit ici de parler d'adénome, ou alors il faudrait considérer la glande en lactation comme un adénome. J'insiste avec tous les auteurs sur l'état tout différent du tissu interstitiel. Régulièrement, quand j'avais affaire à des nodules relativement jeunes, je trouvais le tissu conjonctif très développé avec des noyaux et de nombreux leucocytes. Les vieux nodules sont facilement reconnaissables à la dureté fibreuse du tissu conjonctif. Cette dureté est en rapport avec celle des noyaux, qui se répandent peu à peu dans la glande ».

Delbet, sur des coupes de seins atteints de maladie kystique, note une prolifération de l'épithélium des acini et des canaux excréteurs, ainsi que leur dilatation consécutive. Il remarque une infiltration de cellules embryonnaires dans le tissu conjonctif avec réaction fibreuse ; les culs-de-sac glandulaires présentent un épithélium proliféré, c'est ce qui a fait dire à cet auteur que « la maladie kystique n'est qu'une modalité des mammites chroniques », la lésion épithéliale étant plutôt antérieure à la lésion conjonctive.

Rochard a trouvé que les kystes répandus dans toute la glande ont un revêtement épithélial présentant dans quelques endroits la superposition de deux couches. Il n'y a pas de traînées épithéliales ayant franchi la limite des acini, mais des modifications du tissu conjonctif qui semble plus développé et où l'on rencontre des traces d'inflammation chronique interstitielle, notamment à la périphérie de la glande et autour des vaisseaux. Ce sont bien là, dit-il, des altérations dues à la mastite chronique.

Quénu avait démontré auparavant, en 1888, l'importance du rôle de l'épithélium dans la formation des kystes multiples de la mamelle succédant à un processus irritatif de l'épithélium

acineux et à de la sclérose périacinienne; il avait donné à cette
suite de phénomènes le nom de *cirrhose épithéliale kystique*.

Dans une observation d'Andérodias, maladie kystique chez
une femme de 30 ans, nous trouvons qu'il existe des kystes
nombreux disséminés dans toute l'étendue des deux glandes,
contenant les uns un liquide séreux, les autres une bouillie
hématique verdâtre, leur volume variant de celui d'un petit
pois à celui d'une noix.

Ce liquide paraît contenir des granulations graisseuses et des
grains de cholestérine.

L'examen histologique démontra que les parois du kyste
étaient développées aux dépens des canalicules et des acini; ces
parois étaient tapissées de cellules cubiques subissant une dégénérescence graisseuse et tombant dans la cavité du kyste.

Renon, sur des préparations de maladie kystique, communi-
quées par Delbet, a constaté les faits suivants :

Sur une préparation on voit peu la disposition lobulaire; les
acini sont agglomérés en petits lobulins, mais disséminés. Le
tissu conjonctif n'a rien de particulier, il est pauvre en noyaux,
sans infiltration. On voit de la prolifération épithéliale des acini
et ceux-ci végètent en rompant les cloisons inter-acineuses, ce
qui donne à des points de la préparation un aspect arborescent,
puis tous ces vestiges de cloisons disparaissent, de sorte qu'on a
une cavité irrégulière avec un magma central cellulaire et, à
côté, de plus grandes cavités qui vont s'agrandissant en aplatis-
sant leur épithélium, en même temps que le tissu conjonctif
s'ordonne en stratas concentriques, hyalins, au contact même de
l'épithélium. Sur une autre préparation, la disposition lobulaire
est mieux conservée, mais le mode de formation des kystes est
le même.

L'observation suivante (Richelot et Mercadet), citée par Renon,
nous paraît bien présenter les altérations de la glande mammaire telles qu'on les admet de nos jours dans la maladie kystique.

Il s'agit d'une femme de 50 ans, entrée en mars 1901, dans le service de M. Richelot, pour une affection des seins; elle a eu trois enfants à vingt-deux, vingt-trois et vingt-cinq ans, n'en a nourri aucun.

Les règles ont toujours été normales; depuis trois ans, elles sont devenues irrégulières et actuellement la malade ne les a plus depuis six mois.

Il y a huit à dix ans que la malade s'est aperçue d'une petite tumeur grosse comme une noisette ne déterminant ni douleur, ni gêne, ni écoulement par le mamelon. Il y a deux mois, la tumeur a augmenté rapidement de volume, en même temps qu'elle devenait douloureuse avec irradiation dans toute la poitrine. Actuellement, on trouve plusieurs tumeurs, dont une grosse comme une mandarine, et trois à quatre autres du volume d'une grosse noix, faisant corps avec la glande, adhérant légèrement à la peau, mais pas aux plans profonds. Dans le sein gauche, on trouve simplement de petits noyaux durs. Pas d'écoulement par le mamelon, un peu de douleur à droite par la pression; pas de ganglions. Amputation des deux seins.

A la coupe, le sein droit se présente bourré de cavités kystiques dont la taille varie d'une petite mandarine à une tête d'épingle; leur contenu, variable comme couleur, est plus ou moins limpide; mais dans la plupart on trouva une masse assez épaisse qui, coagulée par l'alcool dans lequel la pièce a séjourné, à un vague aspect de matière caséeuse. Mêmes lésions dans le sein gauche.

A l'examen microscopique on constate les faits suivants : sur les parois des kystes, on arrive à déceler, même sur les plus gros, un revêtement épithélial qui, dans ce cas, est extrêmement aplati; le reste du tissu glandulaire est représenté en majeure partie par du tissu fibreux au sein duquel on trouve irrégulièrement répartis des acini glandulaires qui sont tous plus ou moins dilatés. Quelques-uns de ces acini présentent des altérations épithéliales tout à fait particulières : leur paroi est constituée par une paroi propre formée d'une couche cellulaire sur laquelle reposent des cellules hypertro-phiées à petits noyaux réguliers formant par place des bourgeons saillants et irréguliers dans la cavité kystique. On voit enfin ces cellules desquamer et leurs débris encore nucléés détachés de la paroi occuper la cavité du kyste ainsi formé.

En résumé, formation kystique multiple au sein d'une glande à tissu conjonctif sclérosé ; altérations épithéliales consistant en hypertrophie cellulaire suivie de la mort et de la desquamation de ces cellules.

Dobrinoff rapporte également une observation type de maladie kystique :

Femme ayant déjà eu un kyste semblable au niveau de la mamelle opposée. Ablation du sein par M. le professeur Tédenot, 1898.

A la coupe de la mamelle on voit une cavité kystique du volume d'un œuf de pigeon et formée d'une grande loge avec laquelle communiquent largement d'autres cavités du volume d'une noix.

La paroi de ces cavités est lisse, d'apparence membraneuse, coupée par des cordages qui forment seulement une légère saillie. La grande cavité est entourée d'un tissu très dur donnant à la main la sensation d'une tumeur squirrheuse ; son épaisseur est très prononcée en certains endroits où on trouve de véritables noyaux du volume d'une noisette. A la coupe, on voit que les parties dures et les nodosités sont formées par un tissu blanc jaunâtre, très dur, criant sous le scalpel ; mais, ce qui est le plus frappant, c'est que ce tissu est criblé de corpuscules durs, arrondis, saillants et incolores, ou légèrement teintés en jaune ; ils représentent assez bien l'aspect de gros sudamina. Si on les pique avec une aiguille, ils s'affaissent et il s'écoule un liquide citrin. Par une section médiane, on voit qu'il se forme un petit kyste à parois rigides grâce à leur accollement au tissu induré qui les entoure et leur surface interne est lisse, brillante. Les kystes sont très nombreux et très variables suivant les points où porte la section : les plus nombreux sont du volume d'un grain de semoule, d'une grosse tête d'épingle, d'un grain de chénevis, mais on en trouve fréquemment qui ont le volume d'un petit pois. Ceux-ci sont ronds, résistants, leur paroi étant tendue au maximum par du liquide de couleur jaune violacé par transparence. A leur ouverture s'écoule une matière nulliforme légèrement granuleuse, ressemblant à la pulpe vaccinale glycérinée. A l'examen microscopique, le groupement lobulaire de la glande est conservé. On peut observer dans le tissu fibreux des traînées de vésicules adipeuses séparant les lobules les uns des autres. Ceux qui par endroits arrivent à se toucher présentent une augmentation considérable du nombre des acini, serrés les uns contre les autres et possédant une membrane basale assez épaisse. Certains lobules sont constitués d'acini ayant l'aspect de l'acinus fœtal, à côté, d'autres dans lesquels on peut observer toutes les altérations au début de la dilatation kystique.

On voit des acini à double contour épithélial cylindrique limitant la cavité kystique, remplie d'un coagulum granuleux et colorant bien en rose par l'éosine. Dans certains kystes, au cours de leur dilatation, le revêtement épithélial devient cubique ou aplati; dans d'autres, il forme une couche stratifiée de cellules polymorphes avec dégénérescence et desquamation des cellules limitantes, dont on voit tous les stades depuis la diminution de l'intensité de coloration du noyau jusqu'à la dégénérescence vacuolaire ou granuleuse du protoplasma. C'est sur la paroi de ces kystes qu'on peut observer des formations papillaires épithéliales. Dans d'autres kystes du même volume où le processus épithélial est plus actif, l'acinus, très agrandi, est transformé en un amas de cellules épithéliales polymorphes, limitées par la membrane basale, plus amincie à cause de la distension. Puis, dans un stade plus avancé, la lumière kystique se forme par dégénérescence centrale de l'épithélium.

Dans les grands kystes visibles à l'œil nu, le revêtement épithélial se réduit en une couche cellulaire qui s'aplatit progressivement et arrive à former une mince pellicule épithéliale.

Il est important de remarquer que, dans tous les cas, les éléments épithéliaux s'orientent de façon à reproduire la forme d'un acinus, élément primordial normal. La cavité du kyste est occupée par des cellules vacuolaires, claires et gonflées, de volume beaucoup plus considérable que celui des cellules de revêtement kystique. On peut très bien voir qu'elles proviennent de la dégénérescence vacuolaire progressive de la couche interne de l'épithélium du revêtement kystique. Le tissu fondamental fibreux présente une irritation manifeste. Les cellules conjonctives ont proliféré en nombre considérable.

Les gros canaux galactophores irrégulièrement distendus ne forment pas de kystes. Leur épithélium, comme celui des acini, est en prolifération et desquamation actives.

Ces phénomènes, joints à l'irritation manifeste du tissu conjonctif parsemé de foyers d'infiltration au voisinage des canaux galactophores et des grands kystes, plaident en faveur d'un processus inflammatoire qui aurait suivi les canaux excréteurs et se serait propagé au reste du parenchyme et du stroma glandulaire ».

Il résulte de la présente observation que, dans la maladie kystique de Reclus, nous assistons à une extension diffuse du processus dans toute la glande dont la structure lobulaire est conservée ; il y a une hypertrophie adénomateuse intense et nous voyons dans un même lobule, à côté d'acini embryonnaires, d'autres acini se trouvant aux différents stades d'évolution kystique.

Cornil et Petit ont étudié un cas de maladie kystique chez une chatte de 14 ans. Il y avait trois kystes, dont l'un formé par un réseau de cloisons fibreuses très minces tapissées de petites cellules cubiques. Les cavités circonscrites ainsi par des travées fibreuses et revêtues d'épithélium étaient plus ou moins grandes et contenaient des agglomérations de cellules épithéliales. Les deux autres cavités kystiques étaient simples, sans réticulum intérieur ; leur surface interne présentait une ou plusieurs couches de cellules épithéliales cubiques et leur contenu était formé de cellules épithéliales plus ou moins dégénérées, sphériques, granuleuses, au milieu d'un mucus abondant.

Dans la glande, on trouve des kystes tapissés de petites cellules cubiques, on rencontre des acini normaux et des acini à cul-de-sac dilaté.

Il est à noter que les lésions étaient bilatérales.

Depuis longtemps on a remarqué la facilité relative avec laquelle, chez certaines femmes ayant atteint la ménopause, la maladie polykystique du sein subissait la dégénérescence cancéreuse, ce fait même a contribué pendant longtemps, alors que le syndrome de Reclus n'était pas basé sur des lésions anatomo-pathologiques nettement déterminées à faire croire que cette affection était identique aux tumeurs malignes de la mamelle.

Mais il est bien établi que primitivement, à son début, la maladie kystique n'est pas de nature néoplasique maligne et que ce n'est que dans certaines conditions mal déterminées de son évolution (ménopause par exemple) qu'elle peut subir la transformation cancéreuse.

Les observations d'épithélioma greffé sur la maladie kystique ne sont pas rares.

En 1897, Coÿne présente un sein sur lequel on remarque dans le voisinage du mamelon deux petites cavités kystiques avec des végétations assez volumineuses analogues à celles de la salpingite végétante; ces végétations ont proliféré dans la cavité kystique. Les ganglions axillaires étaient augmentés de volume. Cet état durait depuis six ans et il s'écoulait du sang par le mamelon.

A cette époque, Cÿone concluait que les tumeurs kystiques étant susceptibles de subir un processus végétant et une transformation épithéliomateuse, il y avait nécessité de les enlever.

L'observation suivante nous montre une maladie kystique en transformation cancéreuse (Dobimoff).

« A l'examen macroscopique, toute la masse de la mamelle est dure, augmentée de volume et comme criblée de grains de plomb ou de nodules. Vers l'aisselle, tout à fait sur le bord de la glande hypertrophiée, tumeur très dure du volume d'une grosse noix. Peau et mamelon sains.

A la coupe, faite en pleine glande hypertrophiée, on constate l'existence d'un tissu blanchâtre et dur. La surface de section est parsemée de parties plus dures et plus blanches qui forment une légère saillie et présentent, soit un petit orifice, soit un kyste grisâtre et de nombreux comédons bosselés et gris rosé sur les bords. Cette masse donne un suc au râclage.

La coupe portant sur les bords de la tumeur montre une surface de section jaune-grisâtre également dure, mais criblée de kystes isolés ou réunis et remplis d'un liquide brun, épais, assez graisseux.

Les bords de la tumeur se continuent avec la glande et avec les kystes volumineux situés dans cette partie ; il semble qu'il y ait donc un rapport entre les formations kystiques et le cancer.

A l'examen microscopique, dans les endroits qui n'ont pas subi de dégénérescence cancéreuse, la structure lobulaire des éléments glandulaires est conservée. Quelques lobules présentent une augmentation du nombre de leurs acini et ils sont uniquement constitués d'acini d'aspect fœtal. D'autres sont constitués par un petit nombre d'acini dont les uns ont l'aspect fœtal et les autres présentent tous les stades de l'évolution kystique, depuis la simple dilatation à double contour épithélial cylindrique jusqu'aux petits kystes à revêtement pluristratifié dont les cellules internes dégénèrent. Par l'atrophie et la résorption des cloisons interacineuses des petits kystes voisins se forment des grands kystes à parois anfractueuses. Les éléments épithéliaux infiltrent les interstices du tissu conjonctif et on assiste à un processus évident de transformation cancéreuse.

Au voisinage de ces transformations, on voit de petits groupes de cellules cancéreuses qui s'orientent de façon à former des pseudo-acini en contact immédiat avec la trame conjonctive.

Plus loin, l'infiltration néoplasique revêt l'aspect de petits cordons cellulaires élevant les interstices conjonctifs ».

Nous conclurons avec Delbet de cette étude anatomo-pathologique que, dans la maladie polykystique de Reclus, il y a hypertrophie adénomateuse, avec abondance de tissu conjonctif autour des éléments glandulaires, prolifération conjonctive nettement périacineuse, ce tissu conjonctif est adulte, fibreux, avec infiltration de cellules embryonnaires. Enfin, la desquamation des cellules épithéliales mortes et leur produit de sécrétion forment le contenu des kystes.

CHAPITRE IV

Pathogénie.

L'étude du mécanisme de production de la maladie kystique est assez délicate et le domaine de l'hypothèse beaucoup trop vaste.

Trois problèmes se posent qu'il nous faut résoudre : Comment se forment les kystes ? Quel est leur mode d'accroissement ? Enfin, dans quelle catégorie nosologique pourrons-nous faire entrer la nature des lésions épithéliales ou conjonctives observées dans la maladie de Reclus ?

La première théorie émise est celle de la formation des kystes par rétention.

On a supposé d'abord avec Billroth que le tissu conjonctif avait un rôle primordial dans la production des kystes ; en effet, la charpente conjonctive ayant subi des déformations et bouleversements, les canaux galactophores se trouvant de ce fait modifiés dans leur forme et leur calibre, tantôt dilatés, tantôt rétrécis, les liquides s'accumuleraient ainsi très facilement dans leur cavité.

Cette hypothèse n'est vraiment pas justifiée et de plus se trouve en contradiction avec les données de l'anatomie pathologique qui nous montre des altérations considérables de la cellule épithéliale indiquant qu'elle a une part active dans le processus.

Les kystes, dans la maladie de Reclus, n'ont donc pas une origine exclusivement mécanique ; Delbet l'a démontré expérimentalement en prouvant que l'oblitération par une ligature du canal excréteur d'une glande en activité en amène l'atrophie sans production de kystes.

Il est certain que, dans l'affection qui nous occupe actuellement, la rétention peut jouer un certain rôle, secondaire il est
vrai, et la preuve que cette rétention peut exister nous est
donnée par des cas assez nombreux où le liquide est contenu
dans la cavité du kyste sous une assez forte pression; par contre,
dans d'autres cas, les symptômes cliniques observés nous four-
nissent des arguments contraires, par exemple écoulement
séreux ou séro-sanguinolent par le mamelon; Roloff aurait
réussi même à cathétériser les kystes dans un cas.

Devant l'insuffisance de la théorie de la rétention, on a dit
ensuite que la transsudation des liquides à travers la paroi des
acini et des canaux galactophores pourrait suffire à expliquer la
formation des kystes, mais là encore, le microscope nous montre
les altérations glandulaires, épithéliales (prolifération, dégénérescence) indiquant une participation nette des cellules sécré-
trices de la glande mammaire.

Les kystes, dans la maladie de Reclus, paraissent donc formés
aux dépens de l'épithélium; sous l'influence d'une cause initiale
difficile à déterminer et que beaucoup considèrent comme
étant de nature inflammatoire, les cellules épithéliales glandulaires entrent dans une très grande activité, se traduisant par
deux ordres de phénomènes : prolifération intense, sans cependant destruction de l'architecture générale de la glande (c'est là
un caractère différentiel d'avec les tumeurs malignes) et sécrétion considérable.

Cette multiplication de l'épithélium peut être très grande,
l'acinus se trouve distendu, le tissu conjonctif sous-jacent
refoulé; dans quelques cas même il est détruit et nous assistons
à la confluence des acini. Quelquefois la paroi épithéliale est
formée par une seule assise de cellules, d'autres fois par plusieurs couches de cellules épithéliales, enfin, dans certains kystes
volumineux et distendus à l'excès, les cellules épithéliales primitivement cylindriques se trouvent aplaties, par endroits même
elles ont disparu.

La sécrétion de ces cellules épithéliales est, comme le dit très
justement Renon, « anormale comme époque et en même temps

anormale comme mode, car on admet que les cellules mammaires, en activité physiologique, expulsent les éléments nécessaires à la constitution du lait, tandis que nous avons pu constater que la cellule entière mourait et desquamait ».

L'accroissement des kystes se fait donc d'une manière active par sécrétion des cellules épithéliales glandulaires et par la mort même de ces cellules qui tombent dans la cavité kystique. Il a été établi que cet accroissement pouvait se faire d'une manière passive, par transsudation du sérum sanguin à travers la paroi du kyste.

Quelle est donc la nature de ces altérations épithéliales et, par suite, de la maladie kystique elle-même ?

L'opinion dominante actuellement est celle de mammite chronique avec hyperplasie adénomateuse. Quénu admet que l'inflammation joue un rôle important dans la pathogénie de l'affection, et qu'il s'agit « de ces scléroses que Charcot a si bien dénommées cirrhoses épithéliales, pour avertir que l'irritation épithéliale est le fait capital et primitif ».

Delbet nous fournit des preuves en faveur de l'hypothèse de mammite chronique.

Au point de vue anatomique, il constate dans la maladie kystique la conservation de l'ordonnance régulière de la glande en lobes, lobules et acini (à l'inverse des néoplasmes qui sont déformants et perturbateurs), de plus il note une abondante infiltration embryonnaire de tissu conjonctif, il y a un grand nombre de vaisseaux capillaires non altérés, enfin les cellules épithéliales restent limitées à la lumière des canaux ou des acini. Cliniquement, la marche de la maladie kystique est irrégulière, oscillante (Tillaux et Phocas), les petits grains varient de volume et l'affection peut rétrocéder et guérir sans intervention (Maunoury).

A l'appui de ces arguments en faveur d'une mammite chronique fournie par l'anatomie pathologique et l'étude des symtômes, Delbet nous dit que la réaction fibreuse se rencontre dans beaucoup d'affections inflammatoires, ainsi que l'ont bien établi Nocard et Mollereau (mammite contagieuse des vaches laitières). De plus, dans nombre de cas, nous assistons à la modification des éléments glandulaires divers sous l'influence d'un processus inflammatoire : la néphrite interstitielle peut s'accompagner de kystes isolés ou conglomérés. Gosselin a signalé la formation de kystes au cours d'épididymites, l'ovaire peut être atteint de dégénérescence scléro-kystique d'origine inflammatoire, la muqueuse utérine altérée (métrite) peut donner naissance à des œufs de Naboth. Gaucher et Sormout ont pu, en injectant des staphylocoques blancs dans les canaux galactophores de mamelles d'animaux, produire une inflammation subaiguë faisant évoluer la glande vers l'état scléro-kystique.

En résumé, Delbet dit qu'il faut ranger la maladie polykystique de Reclus parmi les mammites chroniques, caractérisées par une cirrhose épithéliale, les altérations glandulaires épithéliales étant primitives, la réaction conjonctive étant secondaire.

Si l'activité épithéliale prédomine, il se forme des kystes ; si, au contraire, la réaction fibreuse est la plus importante, il se produira des noyaux fibreux, caractéristiques de la mammite noueuse, décrite par Phocas et Tillaux.

Notre avis sera légèrement différent de celui de ce maître, car, dans bien des cas, il n'est pas possible de découvrir le point de départ de l'inflammation produite par l'infection microbienne et, de plus, il est difficile de différencier sur des coupes le tissu d'une glande en dégénérescence kystique par l'inflammation chronique de celui d'une glande atteinte de la même dégénérescence par adénome.

En somme, si, dans la maladie kystique, nous devons envisager quelquefois des lésions de mammite chronique, parfois nous devrons ranger ces lésions dans le cadre des adénomes (multiplication, néoformation glandulaire) ayant pour origine des troubles trophiques (vasculaires ou nerveux) de la glande mammaire.

CHAPITRE V

Symptomatologie.

Le début de la maladie kystique est, en général, lent et insidieux ; le plus souvent, il passe inaperçu et lorsque la malade se présente au médecin, l'affection est en évolution depuis longtemps.

Le plus souvent, il n'y a pas de douleurs ou, s'il en existe, elles sont de peu d'intensité ; ce qui frappe surtout et étonne, c'est l'augmentation de volume quelquefois considérable des seins.

A la période d'état, on peut noter un écoulement de liquide séreux par les deux mamelons ; rarement cet écoulement est séro-sanguinolent ; il est d'ailleurs de peu d'abondance et jamais constitué par du sang pur.

Un fait sur lequel Reclus a beaucoup insisté et qu'il a signalé le premier, c'est la bilatéralité presque toujours constante des lésions.

A la palpation, on trouve qu'il existe dans le sein non pas une tumeur, mais des quantités de nodosités de volume différent, de consistance dure et que l'on peut confondre parfois, lorsqu'elles ont de très petites dimensions, avec des grains glandulaires normaux. A noter qu'il n'existe pas d'adhérences avec la peau et le mamelon ni de ganglions tuméfiés dans l'aisselle.

La ponction exploratrice de ces kystes, qui est quelquefois un puissant moyen de diagnostic, ramène le plus souvent du liquide.

Nous citons les observations suivantes dont quelques-unes sont inédites et qui nous montrent bien le tableau clinique de la maladie kystique.

OBSERVATION I (inédite).

Due à l'obligeance de M. le professeur agrégé GUYOT.

Maladie polykystique de Reclus. Ablation successive des deux seins.

Mre B..., 48 ans, vint me consulter, il y a deux ans, pour une affection du sein droit ; il s'agit d'une femme jouissant habituellement d'une bonne santé ; on ne note dans ses antécédents qu'une fièvre typhoïde à l'âge de 20 ans.

Mariée, elle n'a jamais eu d'enfants ; il y a cinq ans, cette femme constata par hasard l'existence de deux ou trois points durs dans le sein gauche absolument indolores et ne s'accompagnant d'aucun écoulement par le mamelon. Le regretté professeur Piéchaud, consulté, conseilla l'ablation de la glande mammaire qu'il fit avec notre aide à la maison de santé chirurgicale de Saint-Augustin ; la guérison s'effectua sans incident.

A ce moment-là, on n'avait constaté dans le sein droit aucune lésion appréciable. La malade resta ainsi trois ans jouissant d'une santé parfaite avec une cicatrice souple et non douloureuse.

Il y a deux ans, en faisant sa toilette, elle remarque avec effroi qu'il existe dans le sein droit des grosseurs de volume inégal, de consistance dure et rappelant tout à fait les lésions du côté opposé ; l'examinant à ce moment-là, nous constatons l'état parfait de la cicatrice du côté opposé et au niveau du sein droit un aspect un peu bosselé de la glande qui paraît augmentée de volume. La peau est souple, non adhérente, le mamelon non rétracté n'est le siège d'aucun écoulement spontané ou provoqué ; la glande jouit d'une mobilité tout à fait normale sur les plans profonds même lorsqu'on fait contracter le grand pectoral. Pas de ganglions perceptibles ni dans l'aisselle droite ni dans l'aisselle gauche.

La palpation nous donne une sensation caractéristique ; la main, appliquée à plat sur la glande, a la sensation non d'une tumeur unique, mais d'une série de tumeurs de volume variant d'un œuf de pigeon à un grain de blé dont tout le sein droit paraît farci. Des plus petites aux plus grosses, ces nodosités ont ce caractère commun de ne pas être douloureuses, leur consistance varie depuis la dureté jusqu'à la fluctuation suivant leur volume, les petits grains sont durs, les parties plus volumineuses rénitentes ou même nettement fluctuantes.

L'état général de la malade est parfait, pas d'amaigrissement, appétit bon; rien à l'examen des principaux viscères.

Le diagnostic de maladie polykystique est évident, il est d'autant plus facilement porté que l'examen antérieurement fait du sein gauche avait montré cet organe absolument bourré de kystes.

Après un traitement de quinze jours, fait d'applications humides chaudes et de compression du sein avec ingestion d'un gramme d'iodure de potassium par jour, on décide de recourir à l'ablation complète de la glande, la malade refusant de se soumettre à des ponctions successives dont le résultat radical ne peut lui être affirmé.

L'intervention est pratiquée sous chloroforme à la maison de santé, sans incidents et sans suites opératoires, réunion par première intention.

L'examen macroscopique montre une dégénérescence polykystique de tout le sein droit; le contenu des kystes est d'apparence séreuse et l'examen histologique confirme le diagnostic de maladie polykystique de Reclus.

Cette dame est opérée depuis quatre mois. Revue ces jours-ci, nous avons pu constater le parfait état de sa santé générale et des deux régions opérées où la peau est simple, sans nodosités et sans adénopathies axillaires.

OBSERVATION II (inédite).

Due à l'obligeance de M. le professeur agrégé GUYOT.

Maladie polykystique. Ablation totale du sein gauche et résection partielle du sein droit.

Mme X..., 42 ans, vient me consulter, il y a un mois, pour une affection du sein gauche. Rien à signaler dans ses antécédents héréditaires ni personnels. En particulier, pas de traumatismes, pas d'infections locales.

Mariée, a un enfant actuellement âgé de 14 ans qu'elle a nourri elle-même sans aucun incident (pas de gerçures, pas de lymphangite, pas d'abcès du sein).

Cette malade raconte qu'il y a deux ou trois ans elle a trouvé dans son sein gauche de petites tumeurs qui, non douloureuses, ne l'ont pas inquiétée. Depuis ce moment, insensiblement, sans à coups et sans douleur, ces noyaux ont augmenté de volume. Ayant, dans son entourage, eu connaissance d'une malade opérée d'un épithélioma du sein, cette dame effrayée se décide, pour la première fois, à consulter un médecin.

Il s'agit d'une femme paraissant se très bien porter, non amaigrie et ne présentant par ailleurs rien de particulier. Nous constatons que le sein gauche est plus gros que celui du côté opposé ; il est bourré, à la palpation, de noyaux de volume inégal, de consistance dure ; les deux plus volumineux siègent dans la partie supéro-externe et ont le volume d'un petit œuf ; pas de ganglions dans l'aisselle, mobilité parfaite de la glande.

Dans le sein droit, au niveau du pôle inféro-externe, on retrouve une masse irrégulière ayant les mêmes caractères que celle déjà décrite, le reste de la glande mammaire de ce côté paraît sain et n'est le siège cliniquement d'aucune autre tuméfaction.

L'indolence des lésions, la longue évolution locale de cette affection n'ayant nullement retenti sur la santé générale, la bilatéralité de l'affection et l'absence de ganglions nous font penser qu'il s'agit là d'un cas de maladie polykystique de la mamelle. Cette affection actuellement bilatérale paraît avoir débuté dans le sein gauche qui est aujourd'hui entièrement envahi, tandis que les lésions constatées à droite paraissent cliniquement encore limitées à un point très précis de cette glande.

L'application de pansements humides compressifs et l'ingestion d'iodure de potassium n'ayant donné aucun résultat, la malade accepte l'intervention chirurgicale qui est pratiquée sous chloroforme.

Dans la même séance, on enlève tout le sein gauche qui est farci

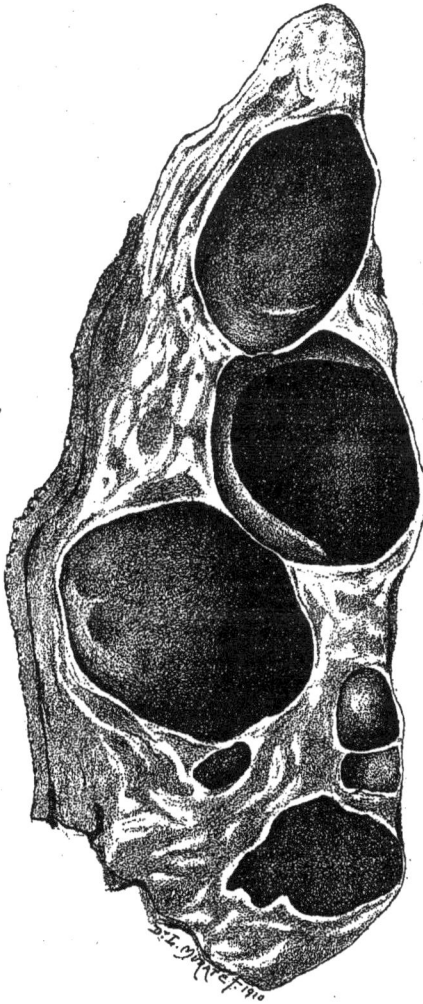

COUPE ANTÉRO-POSTÉRIEURE DU SEIN

A gauche la peau, puis en allant vers la droite, tissu interstitiel conjonctif, glandulaire
et graisseux (ce dernier en gris) et kystes.

de kystes de volume variable et on pratique une résection partielle cunéiforme du sein droit dans sa partie inféro-externe.

Réunion par première intention. La malade, opérée depuis un mois, a repris ses occupations.

L'examen de la pièce dont nous donnons un dessin reproduisant une coupe montre :

Examen histologique. — A côté d'éléments de la glande peu modifiés, nous trouvons des kystes développés aux dépens des conduits excréteurs.

Parmi ces kystes, les plus petits sont gros comme une lentille. Leur revêtement est formé par des cellules cubiques à cytoplasme œdémateux placées sur plusieurs rangées, en moyenne quatre ou cinq. Dans l'intérieur de ces kystes, on trouve des végétations dendritiques confinant à l'épithélioma intracanaliculaire. Tous ces kystes ne proviennent pas des conduits excréteurs, certains ne sont que des acini dilatés. Le tissu interstitiel, très abondamment vascularisé, est riche en martzellen. De grosses ectasies vasculaires rampent parfois contre la paroi des kystes. La glande a subi un processus de prolifération beaucoup plus que de déformation.

OBSERVATION III

Firmin CARLES, 1905.

Maladie kystique.

Il s'agit d'une femme de 33 ans; les seins nous présentent un aspect normal de volume à peu près égal. La peau n'a rien de particulier. Au niveau du sein gauche, la glande a une consistance dure, presque ligneuse, à surface irrégulière. Il y a comme des nodosités très nombreuses éparses dans toute son étendue, dans tous les lobes et lobules.

La mamelle semble indurée, grenue, parsemée d'innombrables nodosités semblables à des grains de plomb, incrustées dans le parenchyme. On dirait que les culs-de-sac ont été injectés à la cire; cette sensation particulière est absolument nette. La dégénérescence est presque totale, diffuse, et la limite est souvent indécise entre les grains glandulaires normaux que l'on perçoit dans la mamelle et les éléments pathologiques.

De ces nodosités, les unes sont plus grosses que les autres; la plus grosse atteint à peu près le volume d'une chevrotine. Pas de points fluctuants.

La glande est absolument mobile, pas d'adhérence à la peau; pas d'adhérence aux plans profonds.

Dans l'aisselle gauche, deux ou trois petits ganglions très mobiles.

Nous retrouvons dans l'autre sein les mêmes particularités : consistance dure, nodosités éparses, sensation de glande injectée au suif; mobilité sur les plans profonds et superficiels, un ou deux petits ganglions dans l'aisselle.

L'affection évolue depuis au moins deux ans sans retentissement sur l'état général, sans augmentation appréciable.

Il y a quelques jours, la malade a ressenti quelques douleurs légères et superficielles à la suite d'un refroidissement, douleurs ayant disparu sous l'influence d'une pommade belladonée.

En résumé, femme de 33 ans, atteinte depuis au moins deux ans d'une affection de la mamelle avec :

1° Indolence presque absolue, évolution lente ;

2° Absence de tumeur au sens propre du mot ;

3° Dégénérescence presque totale avec sensation de glande injectée au suif ;

4° Bilatéralité des lésions.

Nous sommes en présence d'un cas réunissant les principaux symptômes de la maladie de Reclus.

OBSERVATION IV

Nous avons dit que la bilatéralité de l'affection était un des gros symptômes de la maladie de Reclus, il existe cependant des cas où l'on n'a noté des kystes que dans un seul sein, ainsi qu'en témoigne l'observation suivante publiée par M. le professeur agrégé Bégouin dans la *Gaz. hebd. sc. méd. Bordeaux*, 1906.

Mᵐᵉ R..., 40 ans, adressée le 13 février 1906 pour un cancer probable du sein. Nullipare, très bien réglée et ayant toujours joui d'une excellente santé. Elle s'est aperçue par hasard, trois mois auparavant, qu'elle avait une grosseur dans la partie supéro-externe du sein gauche. Il n'y a aucune douleur, aucun écoulement par le mamelon; la santé générale est restée parfaite, mais il semble que la tumeur augmente, et depuis quelques jours elle serait le siège d'élancements.

A l'œil, le sein ne paraît ni augmenté de volume, ni déformé, le mamelon n'est point rétracté. La palpation fait apprécier, à la partie supérieure et externe, une tumeur intra-glandulaire aplatie, dure, de surface irrégulière et de limites assez imprécises, qui mesure 5 centimètres de diamètre sur 2 centimètres d'épaisseur.

En tirant sur le mamelon, on entraîne la tumeur, la pression sur celle-ci ne fait sourdre aucune goutte de liquide; la peau n'est pas adhérente. La palpation la plus attentive du reste de la glande et celle du sein opposé ne font découvrir aucune nodosité. Dans l'aisselle correspondante deux petits ganglions du volume d'un gros pois.

La tumeur présentait donc toutes les apparences d'une tumeur solide non encapsulée, et je pensais avoir affaire à une plaque d'épithélioma. Cependant, comme le diagnostic de cancer ne s'imposait pas, qu'il n'y avait ni prise de la peau, ni rétraction du mamelon, ni ganglions axillaires typiques, je fis — comme je considère que l'on doit toujours faire en pareil cas — une incision exploratrice. J'enfonçai un bistouri en pleine tumeur, mon épaule fut arrosée d'un liquide séreux, brunâtre, la tumeur était kystique. Et ce kyste, si tendu que la fluctuation ne s'y décelait pas cliniquement, constituait toute la tumeur; sa cavité lisse, sans végétations, aurait contenu un petit œuf aplati; sa paroi était souple sans le moindre épaississement. J'excisai un bloc mammaire comprenant ce kyste, et huit jours après l'opération la malade est guérie sans la moindre mutilation.

La pièce examinée démontre que l'on se trouve en présence de l'adéno-fibrome typique, sans la moindre trace d'épithélioma. A côté de la grande cavité kystique, on trouve une foule de kystes micros-copiques constitués par des acini dilatés, entourés de tissu fibreux.

C'est donc bien de la maladie kystique de Reclus qu'il s'agit, seulement dans ce cas le syndrome clinique est fruste : il est réduit à une seule tumeur autour de laquelle on ne trouve pas les nodosités révélatrices qui donnent à la maladie son cachet spécial.

Ces formes frustes ne sont pas très rares, elles exposent naturellement plus que les autres à l'erreur et peuvent être confondues avec le cancer du sein.

Quelle est l'évolution de la maladie kystique ? Elle est en général lente, on cite des cas ayant duré 15 ans (Monod), 30 ans (Trélat) et même 33 ans (Reclus). Elle a une marche irrégulière, oscillante (Phocas et Tillaux), les kystes pouvant augmenter de volume tout à coup, König a vu de nouvelles nodosités survenir au moment des règles.

Enfin il peut y avoir disparition, régression spontanée des kystes, ainsi qu'en témoigne l'observation suivante due à Maunoury (*Progrès médical*, 1888).

« Le 3 mai 1880, j'opère, avec le Dr Martin, une femme que je croyais atteinte d'un squirrhe du sein gauche, squirrhe qui n'est autre chose qu'une maladie kystique. La glande droite est alors parfaitement saine. Un an après l'opération, paraît dans la partie supérieure du sein droit une boule dure, grosse comme un pois. En janvier 1883, l'aisselle de ce côté présente un ganglion mobile gros comme un haricot.

» En septembre 1883, la tumeur, jusque là indolente, devient très douloureuse, spontanément ou à la pression. Enfin, vers la fin d'octobre 1883, j'examine la malade et constate qu'il existe, dans la partie supérieure du sein droit, une tumeur parfaitement mobile, du volume d'une mandarine, aplatie, à surface bosselée, de consistance ligneuse; dans le reste de la glande, on sent un grand nombre de petits grains durs.

» Le 27 octobre 1887, trois ans plus tard, j'ai revu la malade et j'ai constaté que la tumeur du sein droit avait bel et bien disparu. La malade ne peut nous dire à quelle époque a eu lieu cette disparition ; elle s'en est d'autant moins aperçue que la place où siégeait la tumeur, c'est-à-dire la moitié supérieure du sein, est restée très douloureuse. L'examen le plus attentif ne montre plus trace de tumeur. Il y a bien çà et là de petits grains un peu plus durs, mais pas plus au niveau de l'ancienne tumeur qu'ailleurs. Si l'examen était fait en ce moment pour la première fois, on croirait avoir affaire à une mamelle douloureuse ».

Dans certains cas, l'affection peut évoluer vers l'atrophie de la mamelle, nous avons alors une sorte de sclérose atrophique : la cirrhose mammaire de Wernher ; dans d'autres cas, les lésions peuvent persister indéfiniment, sans modifications appréciables, enfin chez les femmes ayant atteint la ménopause, la dégénérescence cancéreuse est assez fréquemment observée.

CHAPITRE VI

Diagnostic.

Le diagnostic de la maladie kystique est en général facile, car le plus souvent les grands symptômes sont réunis : indolence, évolution lente, absence de tumeur proprement dite, sensation de grains de plomb et de nodosités dans la mamelle, bilatéralité des lésions. Dans quelques cas, on ne pourra apprécier qu'une seule tumeur à la palpation, c'est alors que la ponction exploratrice pourra être d'un grand secours.

Le diagnostic différentiel d'avec les mastites de la ménopause signalées par Demons et Boursier sera quelquefois difficile, mais on se basera surtout sur l'évolution et l'unilatéralité de l'affection.

L'adénome simple de la mamelle sera distingué par sa mobilité sous la peau et les parties profondes, c'est une tumeur lobulée, présentant quelques points de fluctuation, le reste de la mamelle et le sein opposé n'ont pas de granulations.

Il faudra surtout différencier la maladie de Reclus de l'épithélioma intra-canaliculaire dendritique de la mamelle; mais dans ce cas, on observe sur l'un des seins, au niveau de l'aréole, une, deux ou plusieurs tumeurs globuleuses, fluctuantes, indolentes, s'accompagnant d'un suintement sanguinolent par le mamelon, restant indépendantes de la peau et déterminant peu de douleur, puis à un moment donné adhérant à la peau, s'épaississant, s'ulcérant et s'accompagnant d'engorgement ganglionnaire. De plus, cette affection est unilatérale.

Le carcinome du sein, le sarcome de la mamelle seront le plus souvent facilement différenciés, car nous avons vu qu'ils n'offrent pas les mêmes caractères cliniques que la maladie kystique, le diagnostic sera plus délicat dans le cas de néoplasme bilatéral.

La confusion possible avec la tuberculose mammaire et les autres mastites chroniques sera également à envisager, mais presque toujours ces affections sont unilatérales et à évolution typique.

Le pronostic de la maladie kystique est bénin dans l'âge moyen de la vie, il doit être réservé chez la femme qui approche de la ménopause, car c'est à cette époque que l'on observe quelquefois la dégénérescence cancéreuse.

CHAPITRE VII

Traitement.

Au moment où la maladie kystique de Reclus était synonyme de cancer, l'ablation des deux seins était la règle. A la suite des découvertes histologiques et des observations cliniques, on a réagi contre cette tendance et voici quel est le traitement habituel que l'on emploie.

Dans les cas de maladie kystique survenant chez la jeune fille ou jusqu'à l'âge de 40 ans, on pourra appliquer un traitement médical, c'est-à-dire compression lente et continue des deux seins, administration d'iodure de potassium à l'intérieur, tout au plus si les kystes sont trop volumineux les ponctionner et injecter des substances irritantes dans l'intérieur (solution iodée ou phéniquée, par exemple) et pour détruire la paroi du kyste.

Mais chez la femme de 40 à 50 ans, qui est inquiète sur son état, il faudra appliquer le traitement que préconise Quénu : ablation des gros kystes, ignipuncture des petits kystes sur la tranche de l'incision faite à la glande mammaire.

Il fait une section demi-circonférencielle de la peau (demi-circonférence inférieure) qui sectionne la glande en deux, de la face profonde vers la face superficielle et qui porte de préférence au point où siègent les plus gros kystes apparents. Ces deux tranches vont servir, d'une part à s'assurer du diagnostic, à voir s'il n'y a pas une dégénérescence squirrheuse d'une maladie kystique simple et, d'autre part, à découvrir les kystes et à les ignipuncter profondément.

On ne peut avoir la prétention d'ouvrir tous les petits kystes, mais on peut espérer que chaque point cautérisé est un centre de transformation conjonctive, c'est-à-dire d'étouffement des kystes par une sclérose atrophiante inter-acineuse.

Cette méthode est rationnelle d'après la conception émise de la maladie de Reclus, à savoir d'une origine inflammatoire débutant à la surface du revêtement épithélial et gagnant le tissu conjonctif péri-acineux; c'est dans le même sens qu'ont été préconisées les injections de liquides irritants dans les petits kystes.

Cette incision permet également dans la plupart des cas de conserver la forme de la mamelle.

Cette méthode thérapeutique aurait donné d'excellents résultats à son auteur.

L'abstention de toute intervention dans la maladie kystique pourra être laissée à la libre appréciation du chirurgien, mais il devra tenir le plus souvent les malades sous une surveillance étroite, et dans les cas de dégénérescence maligne pratiquer l'amputation des deux seins aussi largement que possible.

CONCLUSIONS

Il résulte de l'étude que nous venons de faire que :

1° Les causes de la maladie kystique de Reclus ne peuvent être nettement établies, les inflammations antérieures de la glande mammaire paraissant cependant jouer un rôle important.

2° Les lésions anatomo-pathologiques de la glande mammaire au cours de cette affection semblent être constituées par une hypertrophie adénomateuse diffuse, avec prolifération conjonctive périacineuse, lésions de mastite chronique et évolution kystique des acini.

3° La prolifération épithéliale et par suite la formation des kystes peuvent être considérés comme une réaction de défense de la cellule mammaire.

4° Actuellement, la pathogénie de cette affection est encore obscure et la notion des affections antérieures ne s'accorde pas toujours avec la bilatéralité des lésions.

5° Cliniquement, la maladie kystique nous présente trois grands symptômes : indolence absolue, présence de tumeurs multiples disséminées dans la glande et enfin bilatéralité de la lésion.

6° Le traitement de la maladie kystique consiste, dans beaucoup de cas en un traitement médical : compression, iodure de potassium, avec surveillance étroite de la malade en vue des dégénérescences cancéreuses possibles ou bien, dans des cas déterminés, en un traitement chirurgical *partiel* : ponction des kystes et injections modificatrices (solution iodée), ou *total* :

ablation des gros kystes avec ignipuncture des petits kystes sur la tranche de l'incision faite à la glande mammaire suivant la méthode préconisée par Quénu.

Enfin, dans des cas plus exceptionnels, il faudra pratiquer l'ablation totale des deux mamelles qui nous paraît être particulièrement indiquée chez les femmes au moment de la ménopause.

INDEX BIBLIOGRAPHIQUE

ANDÉRODIAS. — Maladie kystique. *Journ. de méd. de Bordeaux*, 1897.

AUVRAY. — Kyste du sein. *Bull. de la Soc. anat.*, 1897.

BAGOURD. — Kystes essentiels de la mamelle. Thèse Paris, 1894.

BARD et LEMOINE. — De la maladie kystique essentielle des organes glandulaires ou angiome des appareils sécréteurs. *Arch. de méd.*, août, p. 151, septembre, p. 313, 1890-1892,

BARDY. — Thèse Paris, 1876.

BERGER. — Maladie kystique de la mamelle. *Presse médicale*, 1898, n. 101.

BESAUÇON et BROCA. — Maladie kystique de la mamelle. *Bull. de la Soc. anat.*, 1886.

BÉGOUIN. — Kystes de la mamelle. *Gaz. hebdom. sc. méd. de Bordeaux*, 1896, p. 197.

BINAUD et BRAQUEHAYE. — Traité de chirurgie Le Dentu et Delbet : art. *Mamelle.*

BOISFIN. — Des kystes simples de le mamelle. *Gaz. méd. de Paris*, 1895.

BOMPARD et MILIAU. — Un cas de maladie kystique de la mamelle. *Bull. de la Soc. anat. de Paris*, 1897, p. 402.

BRISSAUD. — Anatomie pathologique de la maladie kystique des mamelles. *Arch. de phys. normale et path.*, 1884.

BRISSÉ-SAINT-MACARY. — De la maladie kystique des mamelles. Thèse Paris, 1883.

BRYANT. — On cysto of the breast. *Lancet*, avril 1900.

CARLES (Firmin). — Sur un cas de la maladie kystique de la mamelle. *Journ. de méd. de Bordeaux*, 1905, n. 10, p. 160.

CORNIL et PETIT. — Maladie kystique de la mamelle chez une chatte. *Bull. et mém. de la Soc. anat. de Paris*, 1905, n. 1, p. 30.

CORNIL et SCHWARTZ. — Tumeurs bénignes du sein. *Revue de chirurgie*, 1899.

COYNE. — Tumeurs kystiques de la mamelle. Société d'obstétrique, gynécologie et pédiatrie. *Journ. de méd. de Bordeaux*, 1897, n. 8.

COYNE et LABBÉ. — Traité des tumeurs bénignes du sein. Paris, 1876.

CRUVEILHIER. — Traité d'anatomie pathologique.

DELBET (Pierre). — Maladie kystique et mammite chronique. Traité de chirurgie Duplay et Reclus, t. V.

— Art. *Tumeurs. In* Traité de chir. Le Dentu et Delbet.

— Nature et pathogénie des tumeurs bénignes du sein. *Gaz. de Paris*, 1895.

DOBRINOFF. — Anatomie pathologique et pathogénie de la maladie kystique de la mamelle. Th. Montpellier, 1907-1908.

DOR. — De la maladie kystique de la mamelle. Soc. de chir., 1899.

DESGRANGES. — Contribution à l'étude des sarcomes kystiques de la mamelle. Th. Paris, 1895.

FONTGUYON (DE). — Maladie kystique de la mamelle. *Journ. de méd. Bordeaux*, 1897.

GRIAS. — Recherches anatomiques sur les kystes simples de la mamelle. Th. Paris, 1886.

KŒNIG. — Traité de pathologie. Trad. française.

LACROIX. — Contribution à l'anatomie pathologique de la glande mammaire. *Lyon médical*, 1895, n. 22.

MAUNOURY. — *Progrès Médical*, janvier 1888.

NOCARD et MOLLÉREAU. — *Annales de l'Institut Pasteur*, 1887.

PHOCAS. — Contribution à l'étude clinique des rapports entre certaines inflammations et tumeurs du sein. Maladie noueuse de la mamelle. Th. Paris, 1886.

— Mammites chroniques. *Gaz. des hôp.* Paris, 1890.

PILLIET. — Maladie polykystique. *Bull. Soc. anat.*, juin 1891, 1896, 1898.

QUÉNU. — Traitement des kystes multiples. *Bull. Soc. chir.*, 1900.

RECLUS. — De la maladie kystique des mamelles. *Revue de chir.*,

1883. — *Bull. Soc. anat.*, 1883. — *Gaz. des hôp.*, 1887. — *Bull. Soc. de chir.*, 1888. — *Semaine médicale*, 1893. — *Bull. Soc. de chir.*, 1900. — *Cliniques chirurgicales.*

RECLUS. — Mastites chroniques et cancer du sein. Clin. chir. Pitié. Paris, 1894, 179-208.

ROCHARD. — Maladie kystique. *Arch. gén. de méd.*, 1891.

RENON. — De quelques kystes du sein. Thèse Paris, 1903.

SICRE. — Contribution à l'étude de la maladie kystique de la mamelle (maladie de Reclus). Thèse Paris, 1890.

SCHWARTZ. — Du diagnostic des tumeurs liquides de la mamelle. *Rev. gén. de clin. et de thérap.* Paris, 1888.

SNOW. — *The Lancet*, 1898 février.

SOURICE. — Thèse Paris, 1887.

STOMATOFF. — De la mastite chronique et de son diagnostic. Thèse Paris, 1893.

TÉVENOL et ALAMARTINE. — *Province médicale*, 20 juin 1908.

TOUPET et GLANTENAY. — Observations de maladies kystiques des mamelles. *Bull. de la Soc. anat. de Paris, Sem. méd.*, oct. 1890.

VANDREMER. — Kyste essentiel. *Trib. méd.*, 1893.

VELPEAU. — Traité des maladies du sein.

VACHÈRE. — Mamelle kystique. *Bull. Soc. anat.*, 1891.

WALTHER. — Kystes de la mamelle. *Bull. Soc. de chirurgie*, 1900.

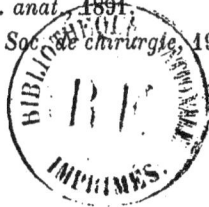

32.150. — Bordeaux, Y. Cadoret, impr., rue Poquelin-Molière, 17.

www.ingramcontent.com/pod-product-compliance
Lightning Source LLC
Chambersburg PA
CBHW050532210326
41520CB00012B/2538